DES

ENVELOPPES DU FOETUS

ET DES EAUX DE L'AMNIOS,

OU

CONSIDÉRATIONS PRATIQUES

SUR LA RUPTURE PRÉMATURÉE DES MEMBRANES DANS LES DIVERSES POSITIONS DE L'ACCOUCHEMENT NATUREL, ET LEUR RUPTURE ARTIFICIELLE ET PRÉMATURÉE.

PAR HENRY BLATIN,

DOCTEUR EN MÉDECINE DE LA FACULTÉ DE PARIS.

PARIS.

GERMER BAILLIÈRE, LIBRAIRE,

RUE DE L'ÉCOLE-DE-MÉDECINE, 17.

1840

DES

ENVELOPPES DU FOETUS

ET DES EAUX DE L'AMNIOS,

OU

CONSIDÉRATIONS PRATIQUES

SUR LA RUPTURE PRÉMATURÉE DES MEMBRANES DANS LES DIVERSES POSITIONS DE L'ACCOUCHEMENT NATUREL, ET LEUR RUPTURE ARTIFICIELLE ET PRÉMATURÉE.

PAR HENRY BLATIN,

DOCTEUR EN MÉDECINE DE LA FACULTÉ DE PARIS.

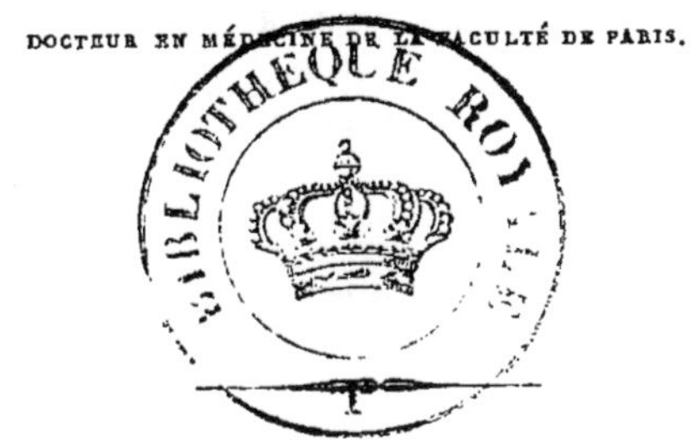

PARIS.

GERMER BAILLIÈRE, LIBRAIRE,

RUE DE L'ÉCOLE-DE-MÉDECINE, 17.

1840

A LA MÉMOIRE

DE MON EXCELLENT PÈRE

JEAN-BAPTISTE BLATIN,

Docteur en Médecine de la Faculté de Paris,
Professeur de matière médicale et de thérapeutique,
Médecin de l'Hôtel-Dieu de Clermont-Ferrand,
Ancien Président de l'Académie des sciences, arts et belles-lettres
de cette ville,
Membre de l'Académie royale de Médecine de Paris,
de la Société médicale d'Émulation, et de plusieurs autres
Sociétés savantes.

HENRY BLATIN.

Tous les traités d'accouchements parlent des membranes fœtales, de la distension de ces membranes par l'exhalaison amniotique, d'où résulte la *poche des eaux;* tous disent quels sont les usages de ce liquide, et les inconvénients de son écoulement inopportun, dans la grossesse à terme, etc.; quelques-uns discutent la question de l'accouchement prématuré artificiel; mais dans aucun je n'ai trouvé réuni, pour l'embrasser d'un seul coup d'œil, ou suffisamment développé, tout ce qui a trait à *cette poche des eaux,* dont la formation, la conservation ou la rupture sont d'un si grand intérêt pour la pratique obstétricale. J'essayerai de suppléer à cette lacune, en résumant dans quelques pages le résultat de mes lectures. Ne croyant pas indispensable de rapporter ici toutes les opinions qu'on a émises sur ce sujet, à des époques plus ou moins éloignées de nous, et dont plusieurs n'ont aujourd'hui qu'une valeur historique, je me contenterai de citer celles qui sont peu ou point contestées.

Je diviserai ce travail en quatre parties : dans la première, je m'occuperai de la poche des eaux, de sa formation et de ses usages, et du moment où il convient de l'ouvrir dans l'intérêt de la mère et de l'enfant; dans la seconde, je parlerai des cas où sa rupture arrive spontanément, à une époque plus ou moins éloignée de la grossesse; dans la troisième, des inconvénients qui peuvent résulter de sa rupture prématurée, au terme de la gestation, dans les différentes positions de l'accouchement naturel; dans le quatrième chapitre, enfin, j'exposerai les circonstances dans lesquelles la rupture prématurée doit être provoquée par l'art.

DES

ENVELOPPES DU FŒTUS

ET

DES EAUX DE L'AMNIOS.

I.

Il n'est peut-être point de partie vivante qui ait donné lieu à plus de recherches et de controverses que les membranes fœtales. Aujourd'hui même, nos plus habiles anatomistes ne sont pas bien d'accord sur le nombre et l'organisation de leurs feuillets, sur la manière dont ces feuillets se développent et se recouvrent, sur leurs connexions entre eux et avec les téguments du fœtus. Ce point de la science ovologique ne peut trouver place ici, tout intéressant qu'il pourrait être; je dois me borner à indiquer, d'après un des ouvrages les plus récents et les plus estimés sur la matière, les principales dispositions des parties contenantes ou enveloppes de l'œuf humain.

Après la fécondation, il s'organise, par suite d'une exhalation spéciale dans l'utérus, une membrane déliée, à laquelle on a donné bien des noms différents, mais que nous désignerons, comme la plupart des anatomistes, sous celui de *cadu-*

que (1). Elle forme, dès le principe, une poche emplie de sérosité, un sac sans ouverture, moulé sur l'organe qui la renferme.

Lorsque l'ovule a parcouru la trompe pour venir se loger dans la matrice, il déprime cette membrane, se glisse entre elle et les parois utérines, et finit par se coller au fond du nid ou de l'enveloppe qu'il s'est faite ainsi (2). La caduque se trouve alors formée par deux portions continues, l'une utérine, plus grande; l'autre fœtale, dite *réfléchie* ou *épichorion*.

La seconde membrane de l'œuf, en allant de l'extérieur à l'intérieur, est le chorion (3), dont la surface externe est en rapport avec la caduque, tandis que l'interne s'applique sur l'amnios, et finit même par s'y coller légèrement, après la résorption d'une couche d'un liquide particulier, plus ou moins concret, qui d'abord l'en tenait éloignée. La face convexe de cette membrane, que recouvrait primitivement un *tomentum*, adhère assez fortement, après s'en être débarrassée, au placenta et à la caduque dont elle est recouverte de toutes parts. Le chorion, toujours simple et

---

(1) C'est la membrane *anhyste* de M. Velpeau, *épione* de M. Dutrochet, *périone* de M. Breschet (Mémoires présentés à l'Académie des sciences).

(2) *Nidamentum* de Burdach.

(3) *Membrane moyenne* de Haller.

jamais multifolié à aucune époque, est partout transparent et mince, abstraction faite de ses villosités (1). De nature celluleuse, mais d'une texture particulière, il se forme par le même mécanisme que les membranes séreuses.

L'amnios est la membrane la plus interne ou la plus profonde de l'œuf. Séparée primitivement du chorion par un intervalle considérable, qui diminue ensuite insensiblement jusqu'au troisième ou quatrième mois de la grossesse, sa face externe, quoique moins lisse que l'autre, ne présente ni filaments celluleux, ni vaisseaux qui puissent l'unir au chorion qui l'enveloppe; sa face interne, qui est, dans le principe, très-rapprochée de l'embryon, s'en trouve ensuite d'autant plus éloignée proportionnellement, que l'œuf est plus développé. Comme le chorion, elle n'a qu'un seul feuillet (2); comme lui, elle ne renferme ni vaisseaux ni nerfs qui lui soient propres (3).

---

(1) Dans l'origine il est épais, opaque et résistant.

(2) Dans les premiers mois de la grossesse, l'amnios est mince, diaphane, assez semblable à la rétine; à terme, il est épais, élastique, demi-transparent, d'une couleur blanche comme laiteuse. Il est beaucoup plus solide que le chorion (Adelon, *Physiologie de l'homme*, 2e édit., t. IV, p. 328).

(3) M. Bischoof a vu au microscope la surface interne

Les membranes ont des usages principaux qui sont relatifs au fœtus et à la grossesse, et des usages secondaires qui s'étendent à l'accouchement et même à la délivrance. Lorsque nous aurons occasion de parler de ces enveloppes, nous ne désignerons que l'amnios et le chorion, parce que la caduque réfléchie, mince et adhérente, se confond avec le chorion qu'elle recouvre.

Ces membranes, s'appliquant exactement sur le col de l'utérus, le ferment, s'opposent mécaniquement à une nouvelle imprégnation (1), et mettent un obstacle à la pénétration des corps liquides ou non qui pourraient se trouver en contact avec le museau de tanche. Elles servent surtout à contenir le fœtus et la sérosité dans laquelle il nage, et à donner un appui au placenta qui se greffe sur elles.

C'est l'exhalaison de la surface interne de l'amnios qui produit l'eau dans laquelle le fœtus est plongé. La quantité de ce liquide, variable dans chaque femme et pour chaque grossesse diffé-

---

de l'amnios couverte d'une couche épaisse de globulins ayant à peu près le volume des globules sanguins de l'homme (*Gazette méd.*, 1834, p. 382).

(1) Il faut excepter les cas où la matrice est bilobée, et ceux plus rares où, sans cette anomalie, la superfétation a lieu par un mécanisme que j'essaye d'expliquer plus loin.

rente, est, relativement au volume de l'enfant, plus considérable dans les premiers mois de la gestation que vers son terme. Alors, elle n'est plus au fœtus que dans la proportion d'un tiers; tandis que, lorsque l'embryon ne pesait encore qu'un à deux grains, son poids était déjà de plusieurs gros (1). L'équilibre se rétablit, pour disparaître bientôt, vers le milieu du temps de l'incubation. Au moment de l'accouchement, la quantité ordinaire est de quinze à vingt onces, quelquefois de deux ou trois seulement. On l'a même vue manquer tout à fait, comme j'aurai occasion de le rappeler plus loin; dans d'autres circonstances, on l'a trouvée trois ou quatre fois plus considérable que dans l'état normal (2). Ordinairement alors le fœtus reste fort petit, et souvent il est expulsé avant l'époque de son entier développement.

---

(1) Les eaux existent déjà dans l'œuf quelque petit qu'il soit, aussitôt après sa descente dans la matrice. Leur proportion est telle, en comparaison de l'embryon, que plusieurs pourraient tenir à l'aise dans les eaux d'un seul (Maygrier, *Nouv. élém. de l'art des accouchem.*, t. I, p. 155).

(2) Dans le *Repertor. med. del Piemonte*, Aliprandi rapporte un cas de grossesse double, où vingt litres d'eau s'écoulèrent avant la naissance des deux jumeaux, qui vinrent vivants, mais non à terme (*J. des connaiss. méd.-chir.*, t. V; 2e part., p. 216).

A terme, le liquide amniotique a une couleur laiteuse, une saveur salée, une odeur fade et spermatique, un toucher visqueux et gluant.

Ses usages, pendant la gestation, sont nombreux : il distend les membranes qui soutiennent, ainsi développées, les parois de l'utérus, s'opposent aux efforts continuels de leur contractilité, forcent même leur résistance, et deviennent une des causes de sa dilatation (1). Par là, le fœtus est à l'abri de la coarctation que cet organe exercerait sur lui; de la pression que pourraient lui faire éprouver le rectum ou la vessie distendus; il trouve une enceinte où il peut se développer sans gêne; l'eau de l'amnios le met à l'abri des violences extérieures, telles que des coups ou une compression directe, ainsi que des grandes secousses, qu'une chute, des sauts, ou quelque brusque déplacement lui imprimeraient. Suspendu, en quelque sorte, et flottant, il a toute liberté pour exécuter des mouvements assez étendus, dans les premiers mois surtout. L'eau efface, en soutenant les membres, les saillies qu'ils présentent, et, par conséquent, préserve l'utérus, soit de leur contact immédiat, et sur-

(1) David, *Dissert. sur les eaux de l'amnios. Journ. de méd.*, 1771, t. XXV, p. 5. — L'ampleur de l'utérus dépend aussi d'une sorte d'hypertrophie physiologique, qui étend les parois sans les amincir.

tout de son poids, qui fatiguerait trop exclusivement le segment inférieur du viscère; soit des secousses trop brusques que les mouvements partiels ou de totalité lui occasionneraient, principalement vers la fin de la grossesse.

Le liquide de l'amnios sert encore à donner à la matrice une forme globuleuse ou ovoïde, qui s'accommode mieux que toute autre aux parties environnantes; il soutient le placenta en l'appliquant d'une manière douce et uniforme contre les parois utérines. Il laisse au cordon ombilical toute la mobilité dont il a besoin pour ne point gèner la circulation, dans les positions diverses que prend l'enfant. Il sert également à empêcher l'adhérence du fœtus avec les membranes, lequel, sans sa présence, dit Gardien, surviendrait facilement. Il paraît encore propre à prévenir celle des membres avec le tronc, que M. Morlanne a observée sur un fœtus jumeau de cinq mois et demi, dans un cas où les eaux s'étaient écoulées, plus d'un mois avant la parturition (1).

Enfin, le liquide contenu dans l'œuf fournit, en favorisant le ballottement, un des signes les moins équivoques de la grossesse.

---

(1) Il y avait adhérence des bras avec la poitrine, et des cuisses avec l'abdomen (Gardien, *Traité d'accouchem.*, t. II, p. 185).

Lorsque les eaux sont trop abondantes, la gestation est pénible, à cause de leur poids, de la distension exagérée de l'utérus et du ventre, et de la gêne que plusieurs organes en doivent éprouver. Au terme de la grossesse, l'accouchement devient plus lent, parce que la matrice a perdu, par l'élongation forcée de ses fibres, une partie de sa force contractile, et qu'elle est disposée à l'atonie. Avant, comme après le travail, l'éclampsie souvent en résulte, et quelquefois aussi la rupture de la matrice (1). L'excès des eaux, laissant trop de liberté aux mouvements de l'enfant, favorise les positions oblique ou transversale (2). C'est aussi une cause assez fréquente d'avortement. Cet accident arrive encore plus souvent peut-être, lorsqu'elles sont en trop petite quantité. Leur abondance, à moins qu'elle ne soit excessive et portée au point de constituer une hydromètre, ou plutôt une hydramnios, nuit moins que leur défaut, soit à la mère, soit à l'enfant : dans ce dernier cas, pourtant, la grossesse est toujours douloureuse, et le fœtus est exposé à des

---

(1) Elle se crève quelquefois, ne pouvant souffrir la grande extension que la grosseur de l'œuf lui fait en ce temps (Moriceau, *sect.* II).

(2) Gardien, ouvrage cité, t. II, p. 184.

difformités, parce qu'il se trouve gêné dans ses mouvements.

Lorsque, sous l'influence des contractions de l'utérus, le col de cet organe s'est dilaté dans de certaines mesures, les membranes, comprimées de toutes parts, proéminent et tendent à faire hernie à travers l'ouverture qu'elles recouvraient. A mesure que la dilatation augmente, la résistance diminuant de ce côté et l'effort de la matrice continuant, elles s'engagent dans l'orifice, finissent par le traverser et faire saillie dans le vagin. Moins elles seront denses et résistantes, plus elles descendront facilement, surtout si la quantité du liquide qu'elles contiennent est considérable. Voilà donc la *poche des eaux* formée. Sa base s'appuie et se moule sur l'orifice. Si cette ouverture est circulaire, comme c'est le cas le plus fréquent, la tumeur sera hémisphérique; ellipsoïde transversalement, si l'orifice présente une dilatation dans cette forme; allongée et conique, si elle est très-extensible ou encore si le bras ou le pied de l'enfant s'y engage et la pousse en avant. Lorsque le segment de sphère qu'offre la poche est très-large et peu convexe, surtout dans les présentations de la tête, cela tient ordinairement à la trop grande quantité du liquide, et souvent aussi à la présence du siége.

On peut donc dire, avec madame Lachapelle, que la forme de la tumeur amniotique dépend de celle de l'orifice, de la résistance variable des membranes, de la quantité d'eau contenue dans l'utérus, de l'énergie des contractions, et de la proximité des parties que présente le fœtus (1).

Lorsque la pression de l'utérus diminue dans l'intervalle des douleurs, la poche s'affaisse et disparaît, quel que soit son volume, surtout si la femme est couchée. Alors, les membranes qui ont été fortement distendues se laissent plisser avec facilité, principalement quand le décollement qui se fait entre elles et l'utérus occupe une grande étendue.

Nous avons vu quels sont les usages des eaux de l'amnios relativement à la mère et à l'enfant pendant la grossesse. Examinons maintenant le rôle qu'elles jouent ainsi que les enveloppes, à l'époque de l'accouchement. Elles fournissent un point d'appui uniforme aux fibres musculaires et longitudinales du corps et du fond de l'utérus, qui se contractent et se raccourcissent pour entr'ouvrir le col. A raison de leur forme régulièrement sphérique, elles font alors l'office d'une poulie de renvoi, qui change favorablement la direction des forces, en les rapprochant de la perpendiculaire.

---

(1) *Pratique des accouchem.* publiée par Dugès, t. I, p. 94.

Les contractions ne s'exercent pas directement sur l'enfant, et ne sont point perçues par lui, parce qu'elles ne pressent que sur le liquide ambiant, qui se fait lui-même équilibre, ni ressenties aussi douloureusement par la mère que si les parois utérines s'appliquaient immédiatement sur les surfaces irrégulières du fœtus.

Le premier degré de dilatation de l'orifice une fois obtenu par les seuls efforts contractiles de la matrice, dès que son ouverture offre un diamètre d'un pouce environ, les membranes s'y engagent (1). poussées fortement et par des pressions alternatives avec la colonne de fluide, vers ce point où manque la résistance, elles avancent graduellement dans l'étroit passage qu'elles dilatent, à la manière d'un coin ou mieux d'un cône qui agit uniformément, et dont l'action peut, il me semble, s'expliquer de deux manières: premièrement par la distension mécanique qu'elle exerce, comme cela aurait lieu sur un corps inerte; secondement, par la stimulation physiologique qui retentit du col utérin jusqu'au fond du viscère. En effet, on sait qu'en exerçant sur l'orifice

---

(1) A quelque temps de la grossesse que puisse être une femme, lorsqu'on sent les eaux se former, c'est-à-dire se présenter et être poussées au devant de la tète de l'enfant, dans le temps de la douleur, c'est un signe certain que la femme est en travail (Moriceau, *sect.* XXXV).

externe du goulot effacé des frictions légères ou quelque autre genre d'excitation, lors de l'accouchement, on ne tarde pas à voir tout le corps de la matrice entrer en contractions plus ou moins vives.

A mesure que, sous l'influence des contractions, le col s'efface et se dilate, les bords de son orifice interne glissent sur la poche des eaux qui continue à s'avancer dans le vagin; quelquefois même elle vient paraître entre les lèvres de la vulve. De ce glissement en sens inverse résulte le décollement successif des membranes, qui s'irradie du pourtour de l'orifice, et de proche en proche, jusqu'aux points d'insertion du placenta, qui lui-même alors commence à se décoller. On voit que l'utilité de la poche des eaux s'étend aussi à la délivrance (1).

Lorsque cette poche, allongée en forme de cylindre conique, s'avance dans le vagin, elle peut encore faiblement concourir à dilater ce canal; mais alors elle exerce peu d'action sur le col de l'utérus (2).

---

(1) Genteleur, *Des envelopp. du fœtus*, etc.; thèse. Paris, 180.

(2) Clément, *L'art doit-il intervenir dans les accouchem. natur.* ? thèse. Paris; 1829.—Peut-être qu'en tamponnant l'entrée du vagin, on forcerait les eaux à refluer vers le segment dilatable de la matrice, et à concourir à son élargissement?

Le toucher doit être pratiqué dans l'intervalle des douleurs; car, d'une part, on s'exposerait à rompre les membranes pendant leur distension d'une autre, on ne pourrait atteindre la tête ou les parties du fœtus qui, pendant les contractions expulsives, s'éloignent de l'orifice; ou bien, si l'on parvenait à les rencontrer, l'interposition du liquide accumulé dans la poche rendrait la sensation trop confuse. Quand les enveloppes sont encore intactes, il est si peu facile de déterminer, à travers leur épaisseur, la partie qui se présente, que l'on peut prendre pour la poche des eaux, si l'on ignore qu'elle a été rompue, tantôt la tête distendue par un épanchement ou ramollie par la putréfaction; tantôt une portion herniée du fœtus (1), un céphalocèle, une hydrorachis; tantôt le scrotum, infiltré et gonflé par une hydrocèle, lorsque les fesses se trouvent à portée; tantôt une tumeur sanguine du cuir chevelu (céphalæmatome), ou quelque autre partie du fœtus (2). On pourrait même confondre avec les membranes la paroi antérieure du vagin ou un segment du col aminci de la matrice, lorsqu'il y a obliquité

(1) Ou même de la mère.

(2) Quand les membranes existent, on les reconnaît, dans ce cas, en les faisant glisser entre le doigt et la tête; elles sont ouvertes, si l'on touche les cheveux.

antérieure ou latérale très-prononcée de l'organe gestateur (1). On comprend combien une erreur semblable pourrait avoir de suites fâcheuses. Avant d'ouvrir une tumeur qui se présente à l'orifice du col, il est donc de la plus grande importance d'en reconnaître exactement la nature (2).

Les caractères que l'on peut assigner à la poche des eaux sont les suivants : tumeur ferme, résistante, élastique, tendue et relâchée alternativement, s'appliquant exactement sur le col utérin, présentant une fluctuation et une surface uniformes, dépourvue de poils, et environnée d'un bourrelet que le doigt peut circonscrire (3).

Pour arriver à un diagnostic plus sûr, dans le

---

(1) L'orifice alors est porté fortement en arrière et en haut ou sur le côté opposé à la déviation. — Si les eaux se sont écoulées de bonne heure, et si le placenta s'insère au pourtour du col, ne pourra-t-il former une poche dont le diagnostic présentera quelques difficultés ?

(2) Dans un cas douteux où le toucher le plus attentif ne m'éclairerait pas suffisamment, je n'hésiterais point à recourir, avec tous les ménagements convenables, à l'examen, à l'aide du spéculum, si les parties n'étaient pas accessibles à la vue simple.

(3) On ne doit toucher la femme, tant que la poche des eaux est intacte, que dans la position horizontale ; la rupture serait fort à craindre en s'y prenant différemment.

cas où l'on a intérêt à conserver les membranes, on ne peut explorer les parties qu'en glissant le doigt entre l'orifice et la poche de l'amnios. On en doit, si elle est tendue, faire des recherches qu'à sa circonférence, car son centre, bombé par le liquide, est trop éloigné de la partie que le fœtus présente, et l'on risquerait trop de la percer en appuyant sur ce point (1). Du reste, on sait que la tension des membranes produit une augmentation apparente dans l'élévation de l'enfant : à chaque douleur, dit Levret, la tête paraît remonter, de sorte qu'elle n'est jamais à une plus grande distance du doigt que dans ce moment : après, la poche des eaux devient flasque, la tête redescend, en écartant les eaux sur les côtés, et s'applique aux membranes (2).

---

(1) Lachapelle, ouvrage cité, t. I, p. 31.

(2) *L'art des accouchem.*, t. I, p. 312.

II.

Les enveloppes et le liquide sont descendus dans le conduit vaginal : elles se distendent et s'affaiblissent de plus en plus ; la cavité de la matrice, en partie désemplie, et déjà revenue sur elle-même, les comprime avec une énergie croissante (1). Au milieu d'une contraction, la tumeur finit par se rompre. Assez fréquemment, le chorion cède le premier, et l'amnios, avant d'éclater, fait hernie dans cette déchirure. Telle est la marche la plus ordinaire. On verra bientôt que les exceptions sont pourtant nombreuses.

Aussitôt que l'eau trouve une issue, une portion s'écoule, et la tête, ce qui est le cas le plus fréquent, ou quelque autre partie du fœtus, auparavant soulevée par le liquide, s'abaisse et vient s'appuyer immédiatement sur l'orifice (2). Le reste du fluide ne sort que successivement, par un jet proportionné à l'étendue de la crevasse, au commencement et à la fin de chaque douleur, toujours avec un peu de soulagement

---

(1) Second temps de l'accouchement.

(2) Sur 20,517 naissances à la Maternité, la tête s'est présentée 19,810 fois (Boivin, *Mémor. de l'art des accouchem.*, p. 180).

pour la mère, dont la matrice est moins distendue. Le liquide obéit moins aux lois de la pesanteur qu'à l'action expulsive de l'organe, à laquelle se trouve soustraite la portion qui est logée entre les membres du fœtus, aussi ne s'échappe-t-elle qu'avec lui ou immédiatement après (1). Lorsque la tête est très-basse et volumineuse, lorsqu'elle s'applique en plein sur l'ouverture du col, au moment où les membranes éclatent, elle retient ordinairement derrière elle une grande partie des eaux, qui ne peuvent glisser entre les bords de l'orifice et ce tampon qu'au moment que j'indiquerai plus bas. Souvent même tout écoulement est suspendu, jusqu'après que l'enfant est né, si, à l'instant où la rupture survient, le col est déjà suffisamment dilaté pour que la tête puisse s'y engager, de plus en plus, pendant chaque douleur (2).

Quelquefois, au contraire, le liquide, trouvant issue entre les cuisses, les genoux, et derrière le sacrum du fœtus, s'écoule en entier.

L'eau de l'amnios sert, selon quelques auteurs,

---

(1) Dezeimeris, *Diction. de méd.* en 25 vol. 2e édit., t. I, p. 346.

(2) Gardien, ouvrage cité, t. II, p. 246. Le même phénomène aurait lieu, sans doute, dans un cas analogue de présentation du siége.

à lubrifier le passage que doit parcourir l'enfant. Je pense, avec Gardien, que sa sortie, surtout lorsqu'elle est rapide, a plutôt l'inconvénient d'entraîner, en la délayant, la sécrétion glaireuse qu'y versent les follicules muqueux. On sait que dans les cas où l'œuf est expulsé sans que les membranes se rompent, les parties génitales n'en sont pas moins humectées (1).

Quand la tumeur amniotique ne se déchire qu'après s'être fortement avancée dans le vagin, je ne doute pas que les membranes ne servent puissamment à protéger ce canal, de même que l'orifice utérin qu'elles tapissent, contre les froissements que le passage du fœtus ou de la main de l'accoucheur pourraient leur occasionner, comme Astruc le fait observer (2).

L'écoulement des eaux facilite l'engagement

---

(1) Si le canal utéro-vulvaire est le siége de quelque affection inoculable, l'écoulement des eaux peut avoir probablement, dans quelques cas, l'avantage de le déterger, et de garantir ainsi l'enfant de l'infection qu'il contracterait au passage.

(2) *Malad. des fem.*, t. v, liv. 3, p. 93. — En général, la poche des eaux crève immédiatement derrière le pubis, de manière que, même après la rupture, la face qui regarde le sacrum trouve encore en elle une enveloppe lisse et glissante. L'embryon n'est donc à nu que vers la partie inférieure du vagin, et à la fin du part (Burdach, *Physiol.*, traduct. de Jourdan, t. IV, p. 270).

de l'enfant dans la filière qu'il doit traverser, en l'entraînant dans cette direction, et en permettant aux parois utérines, moins distendues, de s'appliquer, sans autre intermédiaire que les membranes et le placenta, sur les divers points de la surface fœtale. Il est donc très-important de toucher la femme immédiatement après la rupture de la poche, afin de s'assurer de la position de l'enfant, si on n'avait pu le faire auparavant, et se déterminer à agir ou non, selon les indications fournies par cet examen. S'agit-il, par exemple, d'exécuter la version, l'introduction de la main dans la matrice, les mouvements de rotation ou de culbute qu'il sera nécessaire d'imprimer à l'enfant seront bien plus faciles, moins dangereux pour lui, moins douloureux pour la mère. S'agit-il seulement de déplacer la tête, de lui imprimer une direction différente de celle qu'elle avait, on y parviendra sans peine, dans bien des cas, tant que l'utérus restera en partie soutenu par les eaux (1). De même alors on réussira plus aisément à faire incliner vers un des côtés de l'organe la tête ou le tronc de l'enfant lorsque cela sera nécessaire. On trouvera aussi

(1) Vers le commencement comme vers la fin de la douleur, on sent la tête remonter un peu (Gardien, t. II, p. 215).

moins d'obstacles à faire rentrer dans l'utérus des parties qui en seraient sorties à contre temps, comme le cordon ombilical, un membre, une tumeur, etc. (1).

Il s'en faut de beaucoup que la rupture de la poche des eaux se fasse toujours au centre : fréquemment elle a lieu sur un des côtés, en avant ou en arrière, à une hauteur plus ou moins grande (2). Dans le premier cas, l'écoulement est en général rapide, et peut entraîner le cordon ou quelque autre partie; dans le second, il est toujours lent, mais à peu près continu; car non-seulement la partie du fluide qui est au-dessus de la crevasse, mais aussi une partie de celui qui est au-dessous, et qui reflue jusqu'à elle pendant la contraction, s'échappe peu à peu par cette issue.

Si de la déplétion trop brusque de la matrice résulte souvent l'inertie passagère de cet organe,

---

(1) Il est inutile de dire que c'est pendant le repos, et non pendant que la matrice est contractée, que les tentatives de manœuvre doivent être faites.

(2) Voyez la note de Burdach, à la page précédente. — Il m'est tout à fait impossible d'expliquer d'une manière exacte, dit M. Dezeimeris, pourquoi les membranes se déchirent ainsi dans un lieu où elles sont soutenues par les parois de l'utérus, plutôt qu'à la partie inférieure où elles manquent d'appui (*Diction. de méd.*, t. I, p. 374).

dans la première circonstance, cet accident a lieu aussi quelquefois dans la seconde, parce que la poche membraneuse, quoique un peu tendue à chaque douleur, reste flasque et ne dilate point l'orifice utérin : le viscère d'ailleurs se réduit lentement, et ses contractions s'éteignent faute d'un soutien, d'une résistance suffisante (1). Indépendamment de la paralysie momentanée de la matrice, l'évacuation trop rapide des eaux donne lieu parfois au décollement des membranes et du placenta, parce que les parois du viscère n'ont pas le temps de revenir sur elles-mêmes et d'embrasser convenablement le fœtus.

Vidée insensiblement, la poche des eaux reçoit quelquefois la tête de l'enfant. Elle est entraînée au passage, et n'est déchirée que lorsque l'extrémité céphalique a franchi la vulve. Elle la recouvre alors d'un segment, en forme de calotte, plus ou moins étendu. C'est là ce qui constitue la *coiffe*, qu'on doit se hâter d'ouvrir, moins à cause de l'obstacle qu'elle met à la respiration de l'enfant, qu'à raison du danger plus réel des tiraillements exercés sur les membranes. Leur

---

(1) Dugès, *Lettre sur quelq. points de pratiq. relat. aux accouchem* (*Revue méd.*, 1830, p. 358). — Ne pourrait-on pas expliquer dans ce cas l'inertie par une distension trop prolongée, comme lorsque les membranes résistent outre mesure?

effet, trop souvent, serait, en se propageant jusqu'au placenta, de donner lieu à l'hémorrhagie, et peut-être au renversement de l'utérus.

Quelquefois il arrive que cette portion des enveloppes fœtales tarde trop à se rompre. Cela tient tantôt à ce que son tissu, trop lâche et trop extensible, se laisse allonger, comme je l'ai dit, en forme de cylindre; tantôt à ce que, trop résistante, elle ne peut céder à l'effort des contractions utérines; tantôt à ce que ces contractions manquent d'énergie ou ne sont pas assez rapprochées; tantôt à la trop grande quantité du liquide qui les distend: alors la poche prend cette forme peu bombée qui les empêche de s'engager dans l'orifice, disposition à laquelle Puzos, et après lui madame Lachapelle, ont donné le nom d'*eaux plates* (1).

Trop résistante ou trop distendue, la poche des eaux peut épuiser la somme d'action de la matrice et la jeter dans l'inertie, produire même sa rupture, mais bien plus fréquemment donner lieu à l'éclampsie (2). Trop extensible, mais

---

(1) L'expérience avait appris à ma mère (c'est Dugès qui parle) que cette forme de la poche membraneuse annonçait un travail long, mais en général spontané (Lachapelle, ouvrage cité, t. I, p. 37).

(2) Voyez à ce sujet la thèse de concours de M. Velpeau, pour la chaire d'accouchement. Ce travail est riche

solide, elle peut donner lieu à un accident fort rare, il est vrai, au terme de la grossesse, mais dont on a pourtant des exemples, à la sortie de l'enfant et de ses annexes, enveloppés dans les membranes. Quelquefois, dit Burdach, au lieu de s'ouvrir, l'œuf s'échappe en entier, comme cela se voit dans les naissances précoces ou les fausses couches, et aussi dans les accouchements tardifs, où presque jamais l'embryon n'est arrivé à maturité parfaite. De même, si l'orifice de la matrice a un diamètre considérable, il peut laisser passer intact l'œuf complétement développé : ainsi, selon Kiecke, on a observé plusieurs cas d'accouchements doubles, dans lesquels le second embryon, plus parfait et plus volumineux que le premier, venait au monde enveloppé dans les membranes (2).

---

de science et de faits. — L'obstacle apporté par les membranes qui résistent trop après la dilatation suffisante du col n'est jamais insurmontable, disent MM. Désormeaux et Dubois, par les seules forces de la nature, mais il augmente et prolonge les douleurs de l'enfantement (*Dict. de méd.*, 2e édit., art. DYSTOCIE, t. x, p. 612).

(1) Burdach, ouvrage cité, t. IV, p. 270. — M. Stolz a vu un fœtus de cinq mois expulsé avec ses enveloppes intactes; M. Larrey à cinq mois et demi; M. Velpeau à six mois (Deubel, *De l'avortem. spont.*, thèse. Strasb., 1834); Marson, à huit mois (*J. des connais. méd.-chir.*,

Quand l'accoucheur peut attribuer la lenteur du travail ou les accidents à quelqu'une des causes que je viens d'indiquer, ou à celles que je vais dire, il doit ouvrir, sans délai, les membranes qui font obstacle.

Il n'est pas très-rare de voir les eaux retenues au-dessus de la tête, ou en si petite quantité que les enveloppes fœtales, n'étant point distendues, ne forment point de poche. Si l'on attendait trop pour les percer, on s'exposerait aux accidents signalés à la page 25. Il ne faut donc alors, pour se décider à faire cette ouverture, avoir égard qu'à la dilatation de l'orifice utérin, et opérer dès qu'elle est suffisante pour laisser passer la tête (1).

Quand la poche de l'amnios est bien tendue, quelque dures et épaisses que soient les membranes, l'ongle suffit ordinairement pour les dé-

---

t. I, p. 22). — J'ai moi-même observé un fait de ce genre, en 1832, sur une femme de la Champagne, âgée de trente ans, et leucorrhéique. Le bassin était large, et elle avait eu des pertes fréquentes. Au moment où j'arrivais près d'elle, un enfant presqu'à terme, à en juger par son poids de plus de cinq livres, son développement et les dires de la mère, qui pensait n'accoucher que huit jours trop tôt, fut expulsé vivant, dans ses membranes entières. Il ne survint aucun accident, et la femme, qui avait eu trois autres couches normales, retourna au bout de six jours à ses travaux des champs.

(1) Capuron, *Cours théor. et pratiq. de l'art des accouchem.*, 2e édit., p. 250.

chirer. Au moment de la contraction de l'utérus, on gratte, en pressant le centre de la tumeur, et l'on ne tarde pas à produire un pertuis que l'on peut agrandir à volonté, ou abandonner aux efforts de distension qu'il supporte(1). Si les membranes résistent, le moindre instrument, l'extrémité d'un stylet mousse, d'une pince ou d'une sonde, d'une aiguille à tricoter, d'une allumette ou même d'un cure-dents, portés dans le vagin sur le doigt indicateur, suffisent pour opérer la division. Dans le cas de flaccidité et de mollesse, on peut pincer les enveloppes et les déchirer en les tiraillant; ce moyen n'expose pas aux inconvénients qu'il y aurait à porter un corps trop dur ou trop aigu sur la partie contre laquelle elles s'appliquent. Mais on ne doit jamais procéder légèrement et sans nécessité à la rupture des enveloppes, car on a le plus grand intérêt à les conserver le plus longtemps possible, quand il n'y a pas de contre-indication (2).

---

(1) Outre la difficulté qu'on éprouverait à opérer pendant l'absence d'une douleur, on se priverait, en agissant ainsi, du secours de cette force d'impulsion de la matrice, qui pousse alors la tête et la contraint à s'engager dans la filière.

(2) Il faut que la matrice soit suffisamment dilatée pour pouvoir espérer un prompt accouchement (Moriceau, sect. XXXV).

III.

Il n'a encore été question jusqu'ici que de la rupture de la poche des eaux convenablement formée, survenant à cette époque assez avancée du travail qu'on nomme le *troisième temps*.

Mais les choses ne se passent pas toujours d'une manière aussi normale, et les membranes se déchirent quelquefois beaucoup plus tôt. Cette rupture prématurée peut avoir lieu spontanément, être occasionnée par des manœuvres imprudentes, ou enfin provoquée à dessein. Examinons d'abord le premier cas : les membranes faibles, dit Moriceau, se rompant prématurément, font que les eaux s'écoulant devant que la matrice soit suffisamment dilatée, l'enfant y demeure à sec (1). Cet accident, qui peut survenir à toutes les époques de la grossesse, est beaucoup plus fréquent dans les premiers mois que lorsqu'elle approche de son terme ordinaire, si l'on en excepte le temps où le travail commence dans des conditions normales. Les conséquences en sont bien différentes, comme nous le verrons.

---

(1) *Aphoris.*, sect. XXX.

Mademoiselle Langel a donné des soins à une dame pour un sixième avortement. Les membranes se rompaient chaque fois pour la cause la plus légère, sans symptômes précurseurs, trois ou quatre jours avant que les douleurs survinssent. M. Deubel, auquel j'emprunte ce fait, a lui-même examiné, dans la dernière circonstance, l'arrière-faix dont les membranes étaient d'une minceur remarquable. Le doigt les traversait avec la plus grande facilité (1). Cette extrême ténuité est la cause la plus fréquente de leur rupture. Selon Levret, cet accident arrive plutôt aux femmes qui sont fort grasses ou lymphatiques, ou bien à celles qui sont trop grosses, qu'à d'autres (2). Bien souvent, dans les premiers mois de la gestation, surtout vers l'époque périodique de l'excrétion menstruelle, où l'excitation de la matrice est plus vive, les enveloppes du petit œuf s'entr'ouvrent; le liquide s'échappe à l'insu de la mère; l'embryon se perd dans quelque caillot de sang; le placenta se détache et est expulsé sans que la femme se doute qu'elle a fait une fausse couche.

---

(1) *De l'avortem. spont.*, thèse citée.

(2) *L'art des accouchem.*, p. 101.—Je pense que celles qui ont le col utérin ordinairement béant, comme j'en ai plusieurs fois rencontré, y sont, toutes choses égales d'ailleurs, plus exposées que les autres.

L'hémorrhagie est moins à craindre quand les enveloppes sortent avec le fœtus. L'avortement a toujours lieu, lorsque l'évacuation des eaux survient à une époque peu éloignée de la conception (1). Mais les membranes ainsi vidées séjournent quelquefois très-longtemps dans l'utérus ; parfois même elles s'y putréfient. Si les eaux ne s'écoulent que lorsque la grossesse approche de son terme, le pronostic de cet accident sera différent, suivant les causes qui y auront donné lieu; suivant la quantité d'eau qui se sera écoulée, et suivant surtout le point de leur circonférence où les membranes se seront déchirées. On possède un assez grand nombre d'exemples qui prouvent que l'avortement n'est pas une conséquence inévitable de l'écoulement prématuré, dans les grossesses avancées. En voici deux qui méritent d'être rapportés avec détails : le premier appartient à M. Pétel. Thérèse Nonain, de Châteauroux, âgée de trente-neuf ans, très-bien constituée, n'avait pas eu ses règles depuis quatre mois et demi, lorsque, sans cause connue,

(1) L'écoulement du sang de la matrice d'une femme grosse qui n'est pas à terme est un signe avant-coureur de l'avortement (Moriceau, sect. XXIII). — L'écoulement total des vraies eaux fait ordinairement périr l'enfant qui n'est pas à terme (Levret, p. 55).

vers la fin de septembre 1834, elle perdit par le vagin trois litres environ d'une eau limpide. Elle éprouva alors des douleurs comparables à celles de ses trois précédents accouchements. De ce moment elle a continué de perdre, presque autant la nuit que le jour, une quantité de liquide qu'elle évaluait, par vingt-quatre heures, à deux ou trois litres, quantité bien plus grande que celle qu'elle prenait aux repas. Cette eau s'échappait sans douleur, et sans qu'elle pût la retenir. Sa chambre était continuellement mouillée, comme si on ne se fût point lassé de l'arroser. Ses urines ont toujours été assez abondantes. Elle ne sentait pas le moindre mouvement d'un fœtus qui remue; son ventre ne grossissait pas sensiblement, et le ballottement ne pouvait être perçu. Le 5 février 1835, Thérèse fut prise de souffrances plus fortes, et perdit de l'eau comme à l'ordinaire et un peu de sang. Le lendemain, elle accoucha d'un enfant très-petit, mais bien frais, dont les membres, couverts d'un enduit très-épais, étaient fortement appliqués sur le corps. La tête s'est présentée en première position; quelques douleurs ont été assez violentes: les membranes du placenta étaient à moitié desséchées.

La seconde observation n'est pas moins curieuse, quoique la quantité du liquide évacué soit bien moindre, parce que la cause de l'accident est signalée. L'influence qu'il a exercé sur la grossesse est à peu près la même, quoique des deux femmes l'une ait continué d'agir, et que l'autre ait gardé le repos. Une dame enceinte de sept mois fit appeler M. Rankin, croyant être menacée d'un accouchement prématuré. Les membranes s'étaient rompues et les eaux écoulées; mais il n'y avait point de douleurs. Le médecin attribua l'événement à une chute grave que la malade avait faite deux jours auparavant, et crut, comme elle, que l'accouchement allait se terminer. Le lendemain aucun indice de travail n'était survenu. On donna trente gouttes de teinture d'opium, et l'on prescrivit la position horizontale. Les eaux continuèrent de couler pendant quarante-cinq jours, sans interruption, bien plus abondantes pendant la toux et l'éternument. Une dyspnée, qui avait nécessité dans les grossesses précédentes et au commencement de celle-ci des saignées répétées, disparut dès que l'écoulement du liquide eut commencé. Les urines étaient rendues aussi souvent et aussi abondamment que par le passé. L'accouchement eut lieu à terme, sans formation d'aucune poche, ni au moment du travail, ni à aucune autre époque. L'enfant, très-faible, était mort quelques minutes avant de naître.

Ces deux faits, tirés, l'un de la *Lancette*, l'autre d'un journal américain, donnent occasion au rédacteur d'un bon journal pratique d'où je les ai extraits, d'ajouter qu'un praticien distingué lui a cité trois cas absolument semblables. Dans l'un d'eux, une quantité si considérable de liquide s'était écoulée pendant deux mois, qu'on pouvait l'évaluer au moins à douze ou quinze pintes. Il est probable que dans bien des circonstances, l'eau s'échappant en moindre quantité, les femmes ne reconnaissent pas la source de cette perte, et qu'elles la confondent, soit avec les mucosités vaginales, soit avec l'urine qui, dans certaines grossesses, coule au moindre effort musculaire(1).

Dois-je rapprocher des faits pécédents, comme entièrement opposées, les deux histoires d'accouchement et même de grossesse avec absence complète des eaux de l'amnios, que je lis dans le même journal, ou faut-il les ranger dans la classe des observations où le liquide a dû s'écouler insensiblement et à l'insu de la femme? L'absence de quelques détails importants me laisse dans l'incertitude. Le 15 mars 1833, M. Drouet fut appelé auprès d'une dame enceinte pour la première fois, qui ressentait les douleurs, préludes de l'enfantement. Agée de vingt-deux ans, bien constituée, mais lymphatique, elle avait dépassé depuis plusieurs jours le terme ordinaire de la grossesse. Son ventre, extrêmement développé,

(1) *J. de méd. et chir. pratiq.*, t. VII, p. 203.

tombait en avant jusque sur le devant des cuisses. Les douleurs durèrent trois jours, souvent avec violence, sans qu'il s'écoulât, pendant ce long travail, une seule goutte d'eau de l'utérus, quoique les parties génitales fussent souples et humides. L'orifice était à peine dilaté, les bords mous, la tête engagée et comme enclavée, en seconde position, dans le détroit supérieur du bassin. Le 18, la malade eut quelques mouvements convulsifs; les contractions de l'utérus étaient presque éteintes. La version fut promptement faite, et l'enfant naquit vivant, mais mourut peu après. Le placenta sortit aussitôt spontanément; son poids et ses dimensions étaient extraordinaires. Le fœtus lui-même, très-fortement constitué, présentait des membres très-développés, un rachis large et une grosse tête. Après la délivrance, il ne s'écoula aucun liquide de l'utérus. La mère succomba pendant la nuit à une péritonite.

Le docteur Liégard a donné des soins à une dame âgée de quarante-deux ans, qui ressentit, le 22 février 1833, les symptômes précurseurs d'un premier accouchement. Après plusieurs heures de travail, le col s'étant dilaté de quinze à vingt lignes, et la tête restant très-élevée, la poche des eaux ne se forma point, quoiqu'on n'eût vu s'écouler aucune goutte de liquide. Cependant, les membranes déchirées permettaient de toucher à nu le cuir chevelu infiltré, et la tête restait mobile. Les parties étaient sèches, les douleurs faibles : on donna du seigle ergoté qui les ranima, mais ne les rendit pas expulsives. Il fallut recourir à l'application du forceps, à cause du volume de la tête. L'accouchement ni la délivrance ne furent suivis d'aucun écoulement d'eau : cette dame assurait qu'à aucune époque de la gestation elle n'en avait pas perdu la plus faible quantité. Le placenta était volumineux; et les membranes, attachées à sa circonférence, offraient peu de consistance, et étaient en lambeaux. La femme s'est promptement rétablie, et l'enfant a vécu (1).

Quelque opinion qu'on se forme sur la manière dont les choses se sont passées dans les observations de MM. Drouet et Liégard, on remarquera que l'absence des eaux n'a pas nui au développement du fœtus, et que, dans les deux premières, le liquide amniotique a coulé pendant plusieurs mois, sans que pour cela l'enfant ait péri, mais qu'il est né faible et peu volumineux.

Ici, il ne peut s'élever aucun doute sur l'origine du liquide qui s'est fait jour au dehors; mais il n'en est pas ainsi dans toutes les circonstances, et les controverses sont nombreuses sur ce point. Deleurie, dit Maygrier, et plusieurs autres après

---

(1) *J. de méd. et de chir. pratiq.*, t. III, p. 3.

lui, ont prétendu qu'outre les eaux qu'ils appelaient *vraies*, il en existe d'autres qu'ils nommaient *fausses eaux* (1). Des accoucheurs pensent que le liquide provient d'une accumulation de sérosité qui se fait entre les membranes (2). C'est ce que l'on a désigné sous le nom d'*hydrorrhée utérine*, dont M. Nœgèle a publié plusieurs observations dans la dissertation de M. Giel, en 1822, et plus récemment, une nouvelle dans le tableau clinique des accouchements de Heidelberg, en 1828. Selon ce professeur, la source de ces eaux n'est pas entre le chorion et l'amnios, mais bien entre la cavité formée par la caduque utérine (3). M. Rennes a vu deux cas remarquables d'hydropisie intermédiaire à la surface interne de l'utérus et à la surface externe de la poche des eaux (*hydromètre extra-membraneuse*) : dans l'un, une quantité énorme de liquide s'écoula avant d'amener l'avortement; dans l'autre, la femme, enceinte de huit mois, accoucha à terme heureusement (4).

---

(1) *Elém. de la science des accouchem.*, t. I, p. 158.

(2) Capuron affirme qu'on ne trouve aucun écartement entre les feuillets de l'œuf chez les femmes sujettes à ces sortes d'écoulements prématurés (*Cours pratiq. des accouchem.*, p. 144).

(3) *Revue méd.*, 1828, t. IV, p. 528.

(4) *Archiv. gén. de méd.*, t. XXX, p. 528.

La transpiration des eaux de l'amnios a longtemps été regardée comme la cause unique des *fausses eaux*. Tel était le sentiment de Maygrier, et avant lui, de Baudelocque (1): elle a lieu, dit ce dernier, à travers le tissu, plus poreux dans l'endroit où les membranes commencent à se détacher de la matrice, lors de ses premières contractions (2). Mais cette porosité et ses conséquences sont niées par la plupart de nos observateurs (3). Quant à la rupture de quelque sac particulier, comme des hydatides ou d'une poche inter-membraneuse, M. Dugès pense que l'erreur tient à ce qu'il reste encore du liquide dans les membranes, lorsqu'on vient à les rompre vis-à-vis l'orifice : l'écoulement prématuré, lent et graduel des eaux, reconnaissant d'ordinaire, suivant lui, une cause, ou du moins une prédisposition étrangère aux contractions utérines, s'opère avant l'établissement du travail, et permet à la matrice de se resserrer, sans

(1) *Art des accouchem.*, p. 271.

(2) P. 158.

(3) Je ne la crois pas impossible, pour l'amnios, du moins; et je pense que le chorion, moins extensible, se déchirant seul quelquefois, la sérosité amniotique peut suinter à travers la membrane interne de l'œuf; ou plutôt que le liquide existait réellement entre les membranes, comme dans les premiers mois de la grossesse.

exercer sur l'orifice aucun effort qui en détermine la dilatation (1). Ainsi se trouveraient expliqués les exemples que nous connaissons, où les eaux se sont écoulées avant le terme de la grossesse, sans que l'acouchement ait suivi.

Je reconnais volontiers, comme la cause la plus fréquente de l'écoulement prématuré, la rupture des membranes à une hauteur plus ou moins élevée de la circonférence de l'œuf : dans ce cas, les membranes sont nécessairement décollées depuis le point où existe la crevasse jusqu'à l'orifice du col, sur un des côtés, en arrière ou en avant (2). Mais je ne puis rejeter complétement, ni l'opinion de Nœgèle, ni celle qui admet l'épanchement intermembraneux, puisqu'on a observé même des grossesses interstitielles (3).

On a pu prendre encore pour l'écoulement prématuré des eaux, comme l'a indiqué M. Brou-

---

(1) Lachapelle, t. III, p. 228.

(2) Cette disposition, si elle s'étend jusqu'à une des trompes, ne serait-elle pas la voie par laquelle le sperme a pu parvenir jusqu'à l'ovaire pour produire une des superfétations dont la réalité est maintenant bien admise ?

(3) M. Pinel-Grandchamp en a fait voir une à l'Académie de médecine (*J. des connais. méd.-chir.*, t. III, p. 212). — Plusieurs pièces de ce genre sont conservées au musée Dupuytren.

tin-Dumanoir, le liquide contenu dans les enveloppes d'un autre fœtus, mort et dissous peu de temps après avoir été conçu...(1). Divers exemples bien avérés d'expulsion d'un embryon, et même d'un enfant jumeau, à une époque plus ou moins avancée de la grossesse, sans que pour cela le second ait cessé de se développer régulièrement, donnent à cette opinion une grande valeur. Ces observations seraient plus nombreuses peut-être, si l'accoucheur, rarement appelé assez tôt pour assister à l'accident, n'était le plus souvent obligé de se contenter de renseignements fort incomplets (2).

Quoiqu'il en soit de l'origine de ces eaux, vraies ou fausses, prématurément et spontanément écoulées, la conclusion pratique à déduire de tout ce qui précède est que cet accident n'entraîne pas nécessairement la mort du fœtus ni l'avortement; qu'ainsi, il y a lieu d'espérer qu'en donnant à la femme des soins convenables, on pourra, malgré ce fâcheux symptôme, la conduire jusqu'au terme naturel de la grossesse.

Voyons maintenant quelles sont, pendant l'accouchement, les conséquences de l'évacuation

---

(1) *Dissert. sur la rupt. des envelop. du fœtus*, Paris, 1818.

(2) Je pense que l'analyse chimique pourrait faire reconnaître si le liquide vient ou non de l'amnios.

prématurée de la poche des eaux (1). Et d'abord, posons en principe que quelle que soit la position du fœtus, la parturition sera, toutes choses égales d'ailleurs, plus lente, plus difficile, plus douloureuse pour la mère, et dangereuse pour l'enfant, que lorsque le liquide amniotique et ses enveloppes ont pu former une tumeur destinée à préparer le passage. La gravité de l'accident variera suivant la hauteur à laquelle la rupture aura lieu, et suivant aussi la partie de l'enfant qui se présentera la première. Supposons que ce soit la tête, dans une position du sommet; que la poche se soit ouverte à une assez grande hauteur, et lorsque le premier temps du travail a déjà commencé : le cas sera peu grave, parce que la crevasse peut se trouver appliquée pendant les contractions contre la tête, et alors, peu à peu, une nouvelle poche se formera, et pourra concourir à la dilatation du col; ou bien la tête s'appuiera sur l'orifice, et retardera la sortie des eaux. Dans l'un et l'autre cas, la matrice n'étreindra point l'enfant d'une manière nuisible pour elle et pour lui. Si l'ouverture existe à la partie inférieure, le liquide ne pourra encore s'écouler que lentement si la tête ferme l'orifice : en admettant

---

(1) Les jeunes praticiens, selon Levret, y donnent souvent lieu par un toucher fréquent et inconsidéré.

même qu'il soit évacué promptement, et la dilatation commencée, le cuir chevelu s'y engagera très-probablement, et fera l'office du coin. Gardien a constamment observé que, dès que l'ouverture égale la largeur d'un pouce au moins, l'accouchement, loin d'être retardé, se termine plus promptement que si la poche existait encore, ce qui dépend sans doute de ce que la tête étant plus solide, elle forme un coin plus exact, qui force les lèvres à s'écarter plus vite (1).

Mais, si ce premier degré de dilatation n'est pas encore obtenu, la matrice, obligée de l'opérer sans le soutien des membranes qui sont vidées, y emploiera un temps fort long. Alors l'enfant sera énergiquement comprimé; la circulation pourra être, de même que dans un temps plus avancé du travail, interrompue, non-seulement par une action directe du viscère sur le cordon ombilical, mais encore par celle qui s'exerce sur le placenta. Si le cuir chevelu, engagé dans l'orifice, en opère la dilatation graduelle, cela ne se fait pas sans que les liquides affluent en grande abondance dans cette partie soustraite aux contractions. Elle s'engorge, se tuméfie, forme une tumeur sanguine, un véritable thrombus, quelquefois très-volumineux, qui facilite singulièrement

---

(1) *Traité d'accouchem.*, t. II, p. 240.

l'écartement des bords du col et l'engagement du sommet. Dans l'accouchement par la face, l'absence de la poche des eaux est un accident bien plus grave. Disons d'abord que si l'on ne pratique pas le toucher immédiatement, ou très-peu de temps après l'événement, on court le risque de méconnaître cette présentation ; car les parties molles se tuméfient promptement, deviennent œdémateuses, au point de ne pouvoir plus être distinguées, et de donner même des inquiétudes sur la santé de l'enfant (1). Cette présentation a lieu assez fréquemment, mais ne s'observe guère, selon MM. Désormeaux et Dubois, que lorsque les contractions utérines surprennent la tête dans un état d'extension antérieure à l'écoulement des eaux (2).

Offrant déjà des difficultés à l'accouchement spontané dont elles rendent la terminaison très-lente, les positions de cette partie la retarderont encore bien davantage, dans ce cas. L'enfant sera plus exposé à périr d'apoplexie, à cause de l'extension forcée de la tête, de l'engorgement des

---

(1) J'ai vu naître, à la Clinique obstétricale de M. Maygrier, en 1830, une petite fille qu'on aurait prise pour un monstre, tant sa face, noire, gonflée et déformée, avait peu l'apparence humaine. Au bout de peu de jours, la tuméfaction s'était dissipée.

(2) *Diction. de méd.*, 2e édit., t. 1, p, 364.

vaisseaux du cou et du cerveau ; les tiraillements de la moelle épinière seront plus considérables, et les os de la face, peu réductibles, s'engageront difficilement dans l'orifice, dont ils ne pourront aider la dilatation. La tête, d'ailleurs, offre, ainsi renversée en arrière, un volume bien plus considérable que lorsqu'elle se présente par son sommet.

Dans les positions du siége, les inconvénients spéciaux de la rupture prématurée de la poche amniotique sont : le danger de la compression du cordon placentaire, soit contre les bords de l'orifice utérin, qui n'a point été préalablement dilaté par des parties plus volumineuses, soit contre les parois osseuses du détroit, lorsque la poitrine ou la tête viendront à le franchir ; la constriction du cou par le col de la matrice ; le raptus du sang vers les organes cérébraux, et enfin l'application trop exacte de l'utérus sur la tête et les épaules, dont il gêne les mouvements de rotation, comme dans les positions précédentes. Lorsque ce sont les pieds qui franchissent les premiers l'orifice, on aura, outre les difficultés de la présentation des fesses, celle qui résulte de la présence, à travers une ouverture qui n'y a point été préparée, d'un corps qui sera forcé de faire sa voie à mesure qu'il s'engagera. Chaque partie alors subira les efforts et la résistance du col, qui pourra bien étreindre dangereusement la région cervicale de l'enfant, et qui, dans tous les cas, fera refluer abondamment les fluides vers la tête. Celle-ci, après s'être dégagée de l'orifice utérin, aura encore à vaincre la résistance du périnée, avec les seules et faibles contractions des muscles abdominaux détendus.

Les violentes contractions qui, au début et pendant le travail, appliquent la matrice à sec sur les surfaces inégales du fœtus, meurtrissent l'une et l'autre, et exposent le viscère à s'enflammer et à se rompre. L'éclampsie, que nous avons vue survenir par suite de l'excessive distension de l'organe, peut être produite dans ce cas par l'irritation trop vive et trop prolongée de ses fibres. La même cause peut amener l'inertie.

Qu'on ajoute à tout cela la difficulté souvent insurmontable d'introduire la main à travers le col, et surtout dans la matrice ainsi rétractée; celle de faire exécuter à l'enfant quelque déplacement, et principalement de lui faire parcourir les cercles de la version; qu'on se rappelle, pour les regretter, tous les avantages que l'état normal de la poche des eaux procure, et l'on aura une idée à peu près complète des inconvénients trop réels de l'évacuation trop prématurée de ce liquide, relativement à la parturition.

IV.

J'arrive à la quatrième partie, dans laquelle je me propose d'indiquer brièvement les cas dans lesquels, au lieu de ménager les enveloppes fœtales, on doit se décider à les ouvrir prématurément.

L'hémorrhagie utérine est un des accidents dont la gravité rend le plus souvent nécessaire l'ouverture artificielle et prématurée de la poche des eaux.

Recommandée d'abord par Louise Bourgeois, et ensuite par Moriceau (1), érigée en précepte méthodique par Puzos (2), qui l'a substituée à l'accouchement forcé, et dont je voudrais pouvoir transcrire ici tout l'excellent mémoire, cette pratique, trop négligée maintenant, a fait, en 1836, le sujet d'une heureuse leçon à la Clinique de M. Dubois. Je ne saurais mieux faire que de retracer en partie les préceptes que ce professeur a donnés : 1° On doit rompre les membranes lors-

---

(1) Dans les pertes de sang des femmes qui sont en travail, dit-il, il faut toujours rompre les membranes des eaux de l'enfant, le plus tôt qu'on le peut faire, etc. (*Aphor.*, sect. IV).

(2) *Sur les pertes de sang qui surviennent aux femmes grosses*, etc. (*Academ. de chir.*, t. I, 2e part., p. 203).

que l'hémorrhagie est modérée, et que l'orifice utérin est dilaté; 2° lorsqu'elle est grave, que l'orifice n'est pas assez dilaté ou dilatable, pour permettre la terminaison de l'accouchement, mais l'est assez pour admettre le doigt, et que celui-ci sent les membranes; 3° lorsque l'hémorrhagie est grave, et que l'orifice est dilaté ou dilatable, avec la précaution toutefois de n'opérer cette rupture que quand les contractions utérines sont prononcées, en se tenant prêt à extraire le fœtus, si l'écoulement des eaux n'est pas suivi promptement de la cessation de l'hémorrhagie. On peut y recourir dans ce dernier cas, même lorsqu'une partie du placenta décollé pourrait être sentie à travers l'orifice, en même temps que les membranes (1). Chacune de ces propositions pratiques a été appuyée de fort judicieuses raisons, que l'espace ne me permet pas de développer.

Lorsque l'éclampsie résiste aux saignées et aux révulsifs, l'évacuation du liquide amniotique est souvent le seul moyen de sauver la femme. Lorsque le col de la matrice n'est pas assez dilaté pour y introduire la main, il faut employer la sonde à dard (2).

---

(1) *Journal de méd. et de chir. pratiq.*, t. VII, p. 266.

(2) A l'aide d'un instrument de ce genre, souple et mince, on parviendrait peut-être, dans certains cas, à

On rompra la poche des eaux, lorsque leur trop grande abondance retarde l'accouchement en paralysant l'utérus par l'excessive distension de ses fibres ; lorsque le fœtus, trop mobile, présente tantôt une partie, tantôt une autre à l'orifice ; lorsqu'on aura à redouter des syncopes, produites chez la femme par l'extrême fatigue du travail ; ou encore lorsque l'enfant est petit et les eaux abondantes, le bassin très-vaste, et les parties souples et humides, parce que, dans ce cas, en ménageant les membranes, on aurait à craindre un accouchement trop rapide (1). Il faudra les ouvrir, lorsque la présence d'une hernie grave ou d'un anévrysme avancé nécessiteront une prompte terminaison de l'accouchement, sous peine d'irremédiables accidents; lorsque, enfin, à raison de quelque danger pressant, on jugera nécessaire de pratiquer la version pour amener l'enfant sans délai. Si le placenta s'implantait sur l'orifice utérin, madame Boivin conseille de glisser la main entre l'utérus et les membranes, afin de rompre la poche un peu haut, et de conserver ainsi toute la quantité d'eau

---

aller ouvrir les enveloppes à une hauteur assez grande, en glissant entre elles et les parois de l'utérus. On imiterait ainsi l'écoulement graduel des eaux, dont j'ai rapporté des exemples.

(1) Clément, thèse citée.

qui est contenue dans l'utérus, pour pouvoir agir facilement; car, à travers la masse vasculaire, il n'a pas été possible de distinguer la partie de l'enfant qui se présente (1).

Lorsqu'on rompt les membranes dans l'intention d'opérer une manœuvre, il faut le faire sans perdre de temps, car souvent, dit le commentateur de madame Lachapelle, quelques minutes suffisent pour que l'utérus, débarrassé de l'eau qu'il contenait, se resserre et se moule sur la surface du fœtus, de manière à rendre plus difficile la recherche des pieds, et l'évolution fort dangereuse (2).

Lorsque le travail de l'avortement est fort douloureux, loin d'ouvrir la poche des eaux pour soulager la femme et hâter la délivrance, si l'événement a lieu dans les trois ou quatre premiers mois, il convient, au contraire, de chercher à conserver les membranes intactes; après ce terme, on pourra agir différemment.

Dans les accouchements multiples, quelques indications pourront se présenter d'ouvrir les membranes; mais si les fœtus sont enfermés chacun dans une poche distincte, on évitera, en faisant l'extraction de l'un, d'ouvrir les enve-

---

(1) Note aux Aphor. de Moriceau. *Memor.*, p. 432.

(2) Lachapelle, t. II, p. 244.

loppes de l'autre avant que le moment soit venu.

Doit-on, lorsque la mort du fœtus est établie sur des signes certains, percer l'œuf pour provoquer son expulsion, dans l'intérêt de la mère? Cette pratique est regardée comme imprudente par M. Dubois, qui rejette même les tentatives que l'on pourrait proposer dans la vue de provoquer l'avortement en pareil cas. Le retard, dit-il, en telle occurrence, ne peut qu'être avantageux à la femme : les parties génitales se relâchent, se ramollissent, et l'expulsion de l'œuf offre moins de danger au bout de quelques semaines qu'immédiatement après la mort du fœtus. Tant que l'air ne pénètre point dans les membranes, la putréfaction ne s'y manifeste pas. Sont-elles déchirées, il faut provoquer leur expulsion en favorisant les contractions utérines (1).

L'accouchement prématuré artificiel, que je ne puis passer sous silence, est une ressource bien précieuse dans les cas où des obstacles insurmontables devraient s'opposer au terme ordinaire de la gestation, à la sortie d'un enfant vivant : c'est, pour le définir, une parturition provoquée par des moyens exempts de violence, dans le huitième mois de la grossesse, chez les femmes

(1) *Journ. de méd. et de chir. pratiq.*, t. x, p. 78.

qui ont le bassin rétréci dans de certaines limites. Cette opération, proposée d'abord en France (1), a été repoussée ensuite par la plupart des accoucheurs, Baudelocque, Gardien, Capuron, etc. Pratiquée, pour la première fois, par Makauley en Angleterre, où elle est en honneur, accueillie en Hollande, naturalisée en Allemagne, dit M. Dezeimeris, dont j'analyse le savant article, elle ne doit être proposée que dans le cas où le bassin offre assez d'ampleur pour donner passage à un fœtus réputé viable, mais qui serait trop étroit pour permettre à un enfant de neuf mois de le traverser. En effet, dans le huitième mois, la tête, on le sait, est beaucoup plus petite, plus molle et plus compressible que celle d'un fœtus à terme. Des enfants nés à cette période de la grossesse, même à travers un bassin mal conformé, ont très-souvent atteint un âge avancé. Des accouchements prématurés de ce genre n'entraînent pas plus de danger pour la mère que des accouchements ordinaires. C'est une circonstance trop avantageuse que l'accouchement précoce spontané, pour que l'opération qui nous occupe ne lui soit pas applicable; car les dangers de la parturition augmentent chaque jour pour elle,

---

(1) Puzos. — M. Stolz, le premier en France, l'a pratiquée en septembre 1831.

depuis le moment où les dimensions de la tête ont atteint celles de la cavité pelvienne.

On pent dire, en général, quant à l'époque où l'on doit se décider à provoquer l'expulsion du fœtus, que, pour un bassin dont le diamètre sacro-pubien a de deux pouces six lignes à deux pouces neuf à dix lignes, il convient d'adopter le terme de la vingt-huitième à la trente-deuxième semaine. On pourrait attendre jusqu'à la trente-cinquième ou la trente-sixième, si le bassin avait trois pouces de diamètre antéro-postérieur.

Le chiffre des succès obtenus par cette méthode est assez rassurant pour faire taire les craintes de quelques accoucheurs timides. Sur soixante-quatorze cas venus en 1820 à la connaissance de Reisinger, *tous*, à l'exception d'un seul, *ont été heureux* pour la mère. Trente enfants sont venus morts; trois ont péri après la naissance; vingt ont vécu. On n'a pas de renseignements sur les vingt autres (1).

---

(1) Dans sa thèse publiée en 1831, M. Schippan, de Wurtzbourg, donne le résultat des accouchements prématurés artificiels, opérés depuis Reisinger : sur quatre-vingt-dix cas, dix-sept enfants sont morts; soixante-treize sont nés vivants; quarante-cinq d'entre eux ont conservé la vie. Des mères, il en est mort sept : chez trois, on a fait l'opération une fois ; chez deux, deux fois ; chez une, trois fois. Aucune de celles chez lesquelles il a fallu répéter l'accouchement prématuré n'est morte (*Gaz. méd.*, 1834, p. 352).

Pour opérer, ou bien on perce les membranes, et on laisse écouler les eaux dans la vue d'exciter les contractions utérines, ou l'on cherche à provoquer le travail avant de rompre les membranes. Le procédé de Kluge, qui est le plus généralement adopté, et avec raison, consiste à dilater le col utérin, après des préparations convenables, telles que les bains, les injections émollientes, les frictions sur l'utérus, etc., au moyen de petits cônes d'éponge préparée qu'on y introduit, et qu'on maintient en place en les soutenant à l'aide d'une autre éponge plus volumineuse, que l'on humecte, et que l'on enfonce dans le vagin. Pendant la journée de l'opération, la femme garde le lit et observe un régime sévère. Le plus souvent les douleurs ne tardent pas à se manifester: on retire le corps étranger, et on laisse marcher le travail. Si les contractions sont rares et irrégulières, on est quelquefois obligé de percer les membranes pour hâter la terminaison (1).

Je regrette de ne pas trouver, dans le travail que je viens de citer, l'opinion de M. Dezeimeris sur la même opération appliquée à des femmes qui ne peuvent, malgré les précautions les mieux

---

(1) *Journ. de méd.*, 2e édit., t. I, p. 421 et suiv.—M. Stolz a présenté à l'Académie des sciences de bons mémoires sur ce sujet neuf et intéressant.

entendues, porter jusqu'à terme les enfants qu'elles ont conçus. J'en connais une dont l'avortement a eu lieu trois fois, presque régulièrement vers le commencement du huitième mois, sans aucune cause appréciable. La mort du fœtus survient presque subitement, et la fausse couche ne se fait guère attendre. Les exemples de faits analogues ne sont, du reste, pas rares. Sans doute que si l'on provoquait, avant l'époque fatale, l'accouchement prématuré, la mère et l'enfant courraient encore moins de dangers que lorsque l'opération est pratiquée pour des vices de conformation (1).

Je n'ai plus qu'un mot à dire sur l'œuf, ou plutôt sur ses enveloppes. Lorsque l'embryon ou le fœtus en ont été expulsés, les membranes qui le contenaient deviennent un corps étranger dont il faut seconder l'élimination. Si, après une attente convenable, et l'emploi des moyens ordinaires pour les décoller, on s'aperçoit qu'elles adhèrent trop fortement à l'utérus, il sera moins dange-

(1) Dans un mémoire sur la grossesse compliquée de tumeurs intra-pelviennes, qui devraient s'opposer nécessairement à la parturition à terme, M. Arwel, de Londres, établit la convenance et l'innocuité de l'accouchement prématuré artificiel, sur un bon nombre d'observations (*Gaz. méd.*, 1837, p. 210).

reux de les y laisser que de tenter, pour les arracher, d'imprudentes manœuvres.

Je n'ai point parlé des altérations pathologiques que les membranes de l'œuf ou le liquide qu'elles contiennent pouvaient présenter; je n'ai rien dit non plus de la composition chimique de ce liquide; j'ai omis encore, à dessein, ou par oubli, beaucoup de choses qui rendraient complète l'histoire de la poche amniotique; je me propose de reprendre et de développer sous un point de vue plus vaste cet important sujet, si mon travail est accueilli.

Paris.—Imprimerie et Fonderie de Rignoux, rue des Francs Bourgeois-Saint-Michel, 8.

www.ingramcontent.com/pod-product-compliance
Ingram Content Group UK Ltd.
Pitfield, Milton Keynes, MK11 3LW, UK
UKHW020434180726
13839UKWH00003B/1493

9 782329 132624